Jean-Nicolas Pous

Impact du TDAH sur le vieillissement cognitif

AF167896

Jean-Nicolas Pous

Impact du TDAH sur le vieillissement cognitif

Liens possibles avec le MCI dysexécutif?

Éditions universitaires européennes

Impressum / Mentions légales
Bibliografische Information der Deutschen Nationalbibliothek: Die Deutsche Nationalbibliothek verzeichnet diese Publikation in der Deutschen Nationalbibliografie; detaillierte bibliografische Daten sind im Internet über http://dnb.d-nb.de abrufbar.
Alle in diesem Buch genannten Marken und Produktnamen unterliegen warenzeichen-, marken- oder patentrechtlichem Schutz bzw. sind Warenzeichen oder eingetragene Warenzeichen der jeweiligen Inhaber. Die Wiedergabe von Marken, Produktnamen, Gebrauchsnamen, Handelsnamen, Warenbezeichnungen u.s.w. in diesem Werk berechtigt auch ohne besondere Kennzeichnung nicht zu der Annahme, dass solche Namen im Sinne der Warenzeichen- und Markenschutzgesetzgebung als frei zu betrachten wären und daher von jedermann benutzt werden dürften.

Information bibliographique publiée par la Deutsche Nationalbibliothek: La Deutsche Nationalbibliothek inscrit cette publication à la Deutsche Nationalbibliografie; des données bibliographiques détaillées sont disponibles sur internet à l'adresse http://dnb.d-nb.de.
Toutes marques et noms de produits mentionnés dans ce livre demeurent sous la protection des marques, des marques déposées et des brevets, et sont des marques ou des marques déposées de leurs détenteurs respectifs. L'utilisation des marques, noms de produits, noms communs, noms commerciaux, descriptions de produits, etc, même sans qu'ils soient mentionnés de façon particulière dans ce livre ne signifie en aucune façon que ces noms peuvent être utilisés sans restriction à l'égard de la législation pour la protection des marques et des marques déposées et pourraient donc être utilisés par quiconque.

Coverbild / Photo de couverture: www.ingimage.com

Verlag / Editeur:
Éditions universitaires européennes
ist ein Imprint der / est une marque déposée de
OmniScriptum GmbH & Co. KG
Heinrich-Böcking-Str. 6-8, 66121 Saarbrücken, Deutschland / Allemagne
Email: info@editions-ue.com

Herstellung: siehe letzte Seite /
Impression: voir la dernière page
ISBN: 978-3-8417-4040-3

Copyright / Droit d'auteur © 2014 OmniScriptum GmbH & Co. KG
Alle Rechte vorbehalten. / Tous droits réservés. Saarbrücken 2014

Résumé

Le TDA/H est un trouble neuropsychiatrique caractérisé par des difficultés d'attention, d'impulsivité et d'hyperactivité, qui a particulièrement été étudié chez l'enfant. Néanmoins, en raison de l'atténuation temporelle progressive et apparente des symptômes lors du développement, cette entité demeure peu étudiée chez l'adulte et encore moins chez la personne âgée. Le vieillissement est pourtant à l'origine de changements cognitifs importants, particulièrement au niveau exécutif et attentionnel. En raison de la plainte de plus en plus apparente du sujet vieillissant en consultation mémoire, imputable la plupart du temps à une diminution de des capacités attentionnelles dans le cadre d'un vieillissement cognitif normal, nous avons voulu investiguer la prévalence du TDAH postulant qu'il existe une sur-représentation de ce syndrome dans cette population. Un deuxième objectif de ce travail a consisté à investiguer la spécificité cognitive des sujets âgés avec un TDA/H en comparant leur profil cognitif à ceux de sujets âgés contrôles et d'adultes TDA/H et de les mettre en relation avec des difficultés pouvant être rencontrées en vie quotidienne. Enfin postulant que les difficultés cognitives, particulièrement exécutives et attentionnelles d''un TDA/H persistant chez la personne âgée puissent être attribuées de manière erronée à un diagnostic de MCI dysexécutif, nous avons également comparé les profils cognitifs de ces deux entités et estimé la prévalence du TDA/H dans une population diagnostiquée avec un MCI dysexécutif.

Mots clés : Prevalence ; TDAH ; Vieillissement cognitif ;Mild Cognitive Impairment ; Consultation mémoire.

Abstract

AHDH is a neuropsychiatric syndrom mainly characterized by inattention, impulsivity and hyperactivity problems, which has been especially studied in children. However, because of progressive and apparent attenuation of symptoms, it remains littled studied in adults and even less in elderly. Nevertheless, cognitive aging is yet source of significant cognitive changes, especially concerning the field of attention. Because of the cognitive complaints increasingly in specialized memory consulation attribuable to reduced attentional skills under the normal cognitive aging, we wanted to investigate the prevalence of the AHDH assuming there is a overrepresentation of AHDH in this population. A second aim about this work consisted to investigate cognitive specificity of elderly people with AHDH comparing their cognitive profile to those of control elderly people and adults with AHDH and linking them with difficulties that may be encountered in daily life. Finally, assuming that attentionnel and executive difficulties may be misattribued to a diagnosis of dysexecutive MCI, we also have compared the cognitives profiles of these two entities and estimated prevalence of AHDH in a population diagnosed with dysexecutive MCI.

Keywords: Prevalence ; AHDH ; Cognitive Aging ; Mild Cognitive Impairment; Memory Consultation

TABLE DES MATIERES

INTRODUCTION

Le trouble du déficit de l'attention avec ou sans hyperactivité (TDAH), dit « hyperactivité » dans le langage commun, est un trouble psychiatrique et neuro-comportemental caractérisé par des problèmes d'attention, d'hyperactivité et d'impulsivité. En France, sa prévalence chez l'enfant est estimée entre 3,5 et 5,6% (Lecendreux, 2011). Cette entité a longtemps été considérée comme un trouble spécifiquement pédiatrique, « disparaissant » de manière plus ou moins spontanée à l'âge adulte. Pourtant, nous savons désormais que près de la moitié des enfants TDAH continuent à présenter des symptômes, particulièrement des troubles attentionnels, tout au long de la vie (Barbaresi & al, 2013 ; Bouvard, Le Heuzey & Mouren, 2006). Chez l'adulte, le taux de persistance relevée est très variable et dépend de la méthodologie utilisée. Néanmoins, la prévalence détectable du TDAH adulte serait au minium de 2,9% (Faraone & Biederman, 2005).

Le vieillissement est à l'origine de changements cognitifs opérant principalement au niveau attentionnel suite à une diminution de l'efficience des fonctions exécutives et en relation avec un ralentissement du temps de traitement de l'information (Etienne, Marin-Lamellet & Laurent, 2008 ; Bowles & Salthouse, 2003). Bien que le vieillissement cognitif soit multi-déterminé, les plaintes du sujet âgé relatives à sa vie quotidienne en consultation mémoire sont souvent en lien avec des difficultés attentionnelles[1]. Concernant le TDAH, celui-ci a été également démontré persistant chez le sujet âgé et est associé à l'apparition de difficultés en vie quotidienne se trouvant souvent à l'origine d'une plainte (Michielsen & al, 2012).

---

[1] Lorsqu'un diagnostic de démence ou un trouble psychiatrique est exclu.

Postulant que les difficultés en lien avec un affaiblissement des fonctions attentionnelles et exécutives rencontrées lors du vieillissement sont accrues dans le TDAH et qu'elles puissent orienter à tort le clinicien vers un diagnostic de MCI[2] dysexécutif, nous avons voulu d'une part investiguer la prévalence de cette entité chez les sujets âgés présentant une plainte cognitive en consultation mémoire et d'autre part étudier sa spécificité en la comparant aux profils cognitifs de sujets âgés sains, avec un MCI dysexécutif ou de sujets jeunes avec un TDAH.

---

2 « Mild Cognitive Impairment ». En Français : « Déficit cognitif léger ».

LE TDAH

Historique

Le TDAH, bien que constituant un acronyme récent, est une entité syndromique assez ancienne : en effet en France, dès la fin du XIXème siècle, le médecin Bourneville décrivait des enfants « débiles légers » et « instables ». C'est en s 'intéressant particulièrement à une pédagogie de ces enfants qu'il relèvera des traits sémiologiques leurs étant propres : mobilité intellectuelle et physique extrême, susceptibilité et irritabilité, penchants pour la destructivité, besoin d'une surveillance continuelle, insouciance et négligence, suggestibilité et soumission aux personnes aimées (Bourneville, 1895).

Aspects cliniques et nosographiques chez l'enfant

Dans les années 1970, le déficit de l'attention chez l'enfant sera considéré comme le pilier du TDAH, sous l'influence de Douglas (1974) et utilisé pour la première fois comme un critère essentiel en 1980 dans le DSM III, l'hyperactivité étant délaissée et considérée comme le symptôme le plus visible et le plus perturbateur sans pour autant constituer le fondement du diagnostic. La définition syndromique actuelle du TDAH chez l'enfant est l'aboutissement de tâtonnements nosographiques associant démarche clinique et psychologique qui ont fini par converger vers une définition consensuelle. Cette entité nosographique, telle que nous la reconnaissons aujourd'hui, apparaîtra officiellement en 1994 dans la 4ème version du Manuel de Diagnostic Statistique de l'Association Psychiatrique Américaine qui sera révisée en 2000 (DSM IV-TR,

American Psychiatry Association, 2000) [Annexe 1]. Aujourd'hui le TDAH chez l'enfant est principalement défini par une triade de symptômes évoluant avec l'âge et se nuançant d'un sexe à l'autre. Cette triade est formée par un déficit attentionnel principalement caractérisé par une importante distractibilité et des difficultés de concentration sur la durée[3], de l'impulsivité (verbale ou motrice), et une agitation psychomotrice (hyperactivité). Le DSM IV définit ainsi trois formes cliniques du TDAH selon la prédominance des troubles : la forme « inattentive » impliquant au moins 6 symptômes d'inattention, la forme « hyperactive/impulsive » impliquant au moins 6 symptômes d'hyperactivité et/ou impulsivité et enfin la forme « combinée » si les critères des deux formes précédentes sont réunis. Sur le plan épidémiologique en France la prévalence du TDAH est estimée entre 3,5 et 5,6% avec 3 fois plus de garçons que de filles, mais seulement un tiers des enfants diagnostiqués TDAH bénéficieraient d'une prise en charge spécifique (Lecendreux, 2011).

Aspects cliniques chez l'adulte
Evolution quantitative de la triade symptomatique

Le TDAH a été très étudié chez l'enfant, particulièrement le garçon de 6 à 12 ans, cependant la littérature est pauvre chez l'adulte. Cela provient probablement du fait qu'il existe une rupture quand l'enfant hyperactif voit son agitation se diminuer (parfois « disparaître ») à l'adolescence et qu'il puisse mettre en place des mécanismes de compensation pour pallier aux déficits attentionnels les plus importants. Pourtant la prévalence détectable du TDAH adulte serait au minium de 2,9% et serait associé à un niveau socio-culturel plus bas mais il existerait une prévalence plus importante néanmoins infraclinique en raison de la mise en œuvre

---

3   C'est à dire d'attention soutenue.

de ces mécanismes pouvant être liés à un niveau socio-éducatif plus important (Faraone & Biederman, 2005). Bien que cette prévalence soit estimée plus faible chez l'adulte, soulignons qu'elle reste tributaire de la méthodologie utilisée : en effet le diagnostic de TDAH se référant le plus souvent au DSM IV-TR pourrait impliquer des seuils trop restrictifs chez l'adulte (Murphy & Barkley, 1996).

Néanmoins un processus pathologique moins spectaculaire persiste donc chez l'adulte avec des manifestations cliniques modifiées. Les symptômes d'hyperactivité-impulsivité tendent à diminuer de manière notable mais les symptômes d'inattention tendent à persister (Hart, Lahey & Loeber, 1995). A partir d'études de rétention Mick & al (2004) estiment qu'entre 6 et 20 ans le nombre moyen de symptômes d'agitation diminue de 50%, de 40% pour l'impulsivité mais seulement 20% pour l'inattention. Ainsi, il est estimé que 30% des enfants hyperactif présenteraient encore un syndrome complet à l'âge de 20 ans, 60 % seraient en rémission syndromique (où le patient ne présente plus les critères diagnostiques mais où les symptômes persistants ont un impact sur sa vie quotidienne) et seulement 10% seraient en rémission fonctionnelle (Biederman, Mick & Faraone, 2000). Aussi une étude récente démontre qu'un TDAH, généralement diagnostiqué dans l'enfance, aura des répercussions à l'âge adulte avec un risque accru de troubles psychiatriques[4] et davantage d'idées suicidaires (Barbaresi & al, 2013).

Caractéristiques qualitatives de la triade symptomatique chez l'adulte

Concernant les aspects qualitatifs du devenir des signes cliniques, l'agitation motrice, sera significativement diminuée en raison de mécanismes de

---

4   Généralement trouble de la personnalité, toxicomanie, hypomanie ou troubles anxiodépressifs.

compensation comme l'éducation, et le besoin de "courir et grimper partout" pourra se manifester de manière plus discrète avec un adulte qui a la "bougeotte", ne tient pas en place debout ou sur un siège, change de position, gigote, tapote sur la table. L'impulsivité comportementale pourra être caractérisée par des actions non réfléchies parfois lourdes de conséquences (colères, infraction au code de la route, promptitude à la violence) ou dans une mesure moins importante par de l'impatience motrice (gêne important pour faire la queue ou attendre son tour, interrompre quelqu'un d'occupé). Le discours est souvent logorrhéique, parfois diffluent en lien avec une hyperactivité cognitive. Quant à l'impulsivité verbale, elle sera caractérisée par un sentiment d'urgence de dire les choses ou répondre à une question avant qu'elle ne soit finie. De manière générale à l'âge adulte il y a généralement une prééminence de l'impulsivité verbale sur l'impulsivité motrice (Conners, Erhardt & Sparrow, 1999). Enfin c'est l'inattention qui tient la place la plus prépondérante chez le TDAH adulte et les troubles attentionnels pourraient constituer la clef du syndrome (Brown, 1996). Ces difficultés sont aisément observables au quotidien avec des adultes « dans la lune », égarant leur objets, et ayant des oublis divers : comme l'oubli d'action en cours, des noms, des rendez-vous. Ils présentent également des difficultés à maintenir leur concentration sur la durée et se laissent facilement distraire, ne semble pas écouter quand on leur parle ou perdent rapidement le fil des discussions. Les symptômes attentionnels sont néanmoins en lien avec l'intérêt et l'importance accordés aux tâches, et il peut même exister des fluctuations importantes entre manque d'attention et capacités d'hyper-focalisation dans certaines circonstances, particulièrement les événements stimulants ou motivants. Aussi rejeter d'emblée un TDAH s'il n'existe pas de troubles attentionnels objectivés aux tests neuropsychologiques n'est pas pertinent si le patient est particulièrement intéressé et motivé.

Autres symptômes remarquables et comorbidités chez l'adulte

Certains symptômes qui étaient peu visibles dans l'enfance ou dans l'adolescence pourront prendre une place importante à l'âge adulte. Ainsi il existe très fréquemment, en lien avec les difficultés attentionnelles, des troubles d'organisation et de planification dont les issues les plus fréquentes sont la procrastination et la prise de décision impulsive, la dépendance à autrui pour l'organisation de la vie quotidienne (Brown, 1996 ; Conners, 1999). Ces troubles peuvent être source de problèmes relationnels, familiaux et être à l'origine de difficultés variables sur le plan professionnel (Adler, 2004).

Il existe de même une labilité sur le plan de l'humeur et des émotions. Ainsi les sujets TDAH seraient plus vulnérables aux stresseurs comme le démontre une étude mesurant la variation de la fréquence cardiaque et des mesures du stress perçu lors d'exposition à une situation stressante (Lackschewitz & al, 2008). Il existerait également d'autres comorbidités fréquentes : une tendance plus importante à la colère et des manifestations anxieuses proches de l'anxiété sociale (Brown, 1996), des dépressions unipolaires ou bipolaires, des troubles anxieux et des comportements addictifs (McIntosh & al, 2009). Néanmoins la plupart des adultes TDAH apprennent à compenser les symptômes de la triade grâce à des mécanismes d'adaptation comme le choix ou l'évitement de certains métiers ou situations, la multiplication des aides mémoires pour pallier aux oublis, une pratique importante du sport pour pallier à l'hyperactivité. Néanmoins on pourra parfois assister au déploiement de stratégies d'adaptation dysfonctionnelles comme l'abus de substances psychotropes, le sport compulsif, la consommation d'alcool ou de cannabis ou encore le développement de comportements obsessionnels et compulsifs. (Bange & Mouren, 2009). Enfin il existe d'autres comorbidités comme des troubles du sommeil ou des troubles de l'apprentissage comme la dyslexie ou la dyspraxie (Gétin-Vergnaud &al , 2011) [Annexe 2].

Modèles du TDAH

Ce sont principalement les paradigmes neurophysiologiques, neuropsychologiques ainsi que la neuroimagerie qui ont permis les plus grandes avancées théorique.

Modèles physiopathologiques

Modèle de l'interaction gène - environnement

Les données actuelles concernant l'étiologie du TDAH chez l'enfant sont en faveur d'une hypothèse neuro-développementale, avec une interaction de facteurs génétiques, où l'héritabilité serait estimée à près de 80% (Owen, Cardno & O'Donovan, 2000), et environnementaux précoces, basée sur le modèle des relations entre génotype et événements de vie (Caspi & al, 2003). La plupart des études s'étant penché sur les facteurs génétiques indiquent nettement la possibilité d'un lien entre le TDAH et des gènes de la lignée dopaminergique[5] (DiMaio, Grizenko & Joober, 2003). Chez l'adulte la contribution des facteurs génétiques serait estimée à 30% (Boomsa & al, 2010) comparé à 76 % pour les enfants (Faraone & al, 2005) laissant envisager une influence plus importante de l'environnement chez l'adulte. Concernant les données en imagerie cérébrale, une méta-analyse a étudié s'il existait des différences au niveau de régions cérébrales des enfants TDAH en comparaison aux enfants sains : les différences les plus significatives se retrouvent dans certaines régions du cervelet et au niveau du noyau caudé droit (Valera & al, 2007). Concernant les étapes de maturation corticale des enfants TDAH, elles seraient les même que celles des enfants

---

5   En particulier le gène codant le récepteur D4 à la dopamine (5DRD4) et le gène codant le transporteur à la dopamine (SLC3A6).

normaux avec toutefois un retard de quelques années en particulier au niveau du cortex préfrontal impliqué dans les fonctions exécutives et le contrôle de l'impulsivité (Shaw & al, 2007).

Neurobiologie du TDAH

Les symptômes liés au TDAH auraient une origine neurobiologique et seraient caractérisés par une dysrégulation en neurotransmetteurs. Selon la plupart des auteurs, le TDAH serait la conséquence d'un dysfonctionnement du système dopaminergique d'origine principalement génétique (Schonwald, 2005 ; Lecendreux & al, 2007). Cette hypothèse fut posée à partir d'un double constat : les médicaments psychostimulants comme le méthylphénidate diminuent les symptômes du TDAH en inhibant la recapture de la dopamine. Aussi, dans la conception neurobiologique classique du TDAH le rôle de la sécrétion de la dopamine dans le cortex préfrontal est mis en avant. À partir de ces observations, certains auteurs ont élaboré des théories de la motivation, du contrôle cognitif et de l'attention sélective où les neurones dopaminergiques tiennent une place centrale : puisque le déficit d'attention sélective est au centre du TDAH, ces théories ont été mises en avant pour expliquer le TDAH (Swanson & al, 2007). Ainsi Volkow & al (2009) ont voulu investiguer les bases biologiques qui pourraient sous-tendre un déficit dans le système de récompense et de motivation au moyen de PET-SCAN[6] afin de comparer l'activité pré et post-synaptique des neurones dopaminergiques dans la voie méso-limbique chez des adultes TDAH et chez des sujets contrôles. Il existait ainsi une diminution significative de l'activité dopaminergique chez les adultes TDAH en comparaison aux sujets contrôles, dans les régions où la dopamine est impliquée. Cette réduction en dopamine dans

---

6 Tomographie par émission de positons.

les marqueurs synaptiques, associée à des symptômes d'inattention, a été montrée chez les adultes TDAH [Annexe 3] et il existe une corrélation potentielle entre la quantité de récepteurs dopaminergiques dans les différentes structures d'intérêt et les capacités attentionnelles [Annexe 4]. Néanmoins l'hypothèse dopaminergique n'est pas la seule mise en avant. Ainsi certains auteurs ont également proposé que le TDAH serait dû à un dysfonctionnement noradrénergique en soulignant que certains agonistes noradrénergiques sont efficace dans le TDAH, alors que ce n'est pas toujours le cas des agonistes dopaminergiques (Biederman & Spencer, 1999 ; Pliszka, 2005).

Modèles neuropsychologiques

Modèle d'un dysfonctionnement des fonctions exécutives : le trouble de l'inhibition de l'action

L'ensemble des études orientées vers la neuropsychologie menées chez l'enfant TDAH converge vers un trouble dysexécutif (Shallice & al, 2002 ; Willcutt & al, 2005) que ce soit pour les garçons ou les filles malgré la variabilité des symptômes liés au sexe (Seidman & al, 2005). Ainsi, le modèle neuropsychologique princeps du TDAH de Barkley (1997) associe un manque d'inhibition et un déficit au niveau des fonctions exécutives nécessaires dans les étapes de planification et de programmation motrice, ainsi que dans le contrôle et la régulation de l'action. Il existe dans le TDAH des difficultés à inhiber des réponses non pertinentes, d'interrompre une réponse déjà initiée et de contrôler l'interférence de ces réponses. Ces capacités sont pourtant indispensables durant l'exécution d'un comportement orienté vers un but : l'inhibition et la résistance à l'interférence sont nécessaires pour maintenir son objectif et inhiber les réponses automatisées. De manière plus détaillée dans le TDAH: le déficit d'inhibition a des répercussions sur les autres fonctions exécutives. Selon Barkley, les fonctions les plus touchées sont : l'internalisation du langage, la mémoire de travail, la reconstitution et enfin l'autorégulation des affects de la motivation et de l'éveil. Ces difficultés entraînent au niveau comportemental une diminution du contrôle moteur, de la fluence et de la syntaxe et vont se traduire par des réponses désinhibées sans rapport avec la tâche, une diminution des réponses dirigées vers un but ainsi que de leur persistance, une nouveauté et une complexité de séquence motrices limitées, une insensibilité au feedbacks, une inflexibilité et un pauvre contrôle comportemental [Annexe 5]. Ce modèle associe donc les difficultés éprouvées par les enfants TDAH, comme par exemple des difficultés liées à la notion de temporalité, à un dysfonctionnement des fonctions exécutives dépendant grandement du lobe frontal et de ses connexions sous corticales. Cependant un déficit d'inhibition[7] n'est pas suffisant à diagnostiquer un TDAH car il demeure non spécifique à ce syndrome et peut être présent dans d'autres psychopathologies de l'enfant (Hervey & al, 2004). Néanmoins certaines mesures reliées aux composantes exécutives du modèle de Barkley indiquent, à l'appui d'analyses statistiques avancées contrôlant la sensibilité et la spécificité des mesures, que trois composantes de ce modèle permettre de prédire l'appartenance d'un enfant au groupe TDAH ou au groupe normatif : ce sont les mesures liées au contrôle de l'interférence[8], à la mémoire de travail non verbale et l'autorégulation des affects (Berlin & al, 2004). Ces mesures permettraient un classement correct des enfants dans une proportion de 86%. Concernant les fonctions attentionnelles, les répercussions des troubles de la mémoire de travail entraîneraient surtout des difficultés au niveau de l'attention sélective et l'attention soutenue (Berger & Posner, 2000).

Soulignons qu'une méta-analyse conclut que les déficits cognitifs observés chez

---

7   Comme permet de le mettre en évidence le test neuropsychologique de Stroop, sensible au TDAH.

8   Nombre d'erreurs au test de Stroop.

les adultes avec TDAH sont comparables à ceux observés chez les enfants et touchent notamment les capacités attentionnelles, les capacités d'inhibition et le fonctionnement mnésique (Hervey & al, 2004). Ces conclusions s'accordent avec celles de Woods & al (2002) et suggère que les adultes TDAH auraient des troubles cognitifs de type sous-cortico-frontal.

Modèle du système motivationnel et de récompense

L'inattention associée au TDAH pourrait aussi s'expliquer en partie par la sous-stimulation des centres de récompense, impliqués dans la motivation. Ainsi une étude menée sur des adultes montre, grâce au PET-SCAN que les sujets TDAH présentaient de faibles niveaux de certains récepteurs dopaminergiques dans le mésencéphale et le noyau accumbens, des régions clefs du système de récompense impliqué dans la motivation. Comme la variation de dopamine a une influence sur l'initiation, le maintien et l'extinction des comportements, cela pourrait expliquer d'une part pourquoi les déficits d'attention des sujets TDAH sont plus importants dans les tâches monotones, répétitives ou considérées comme ennuyantes et d'autre part la propension aux recherches de nouvelles sensations, sources de comportements à risques comme l'addiction (Volkow & al, 2009). Une autre étude de neuroimagerie fonctionnelle montre, grâce à l'IRM fonctionnelle, une réduction d'activation de la partie ventrale du striatum en lien avec une anticipation diminuée de la récompense dans une tâche de récompense par de l'argent (Scheres,Milham, Knuton & Castellanos, 2007). Enfin des chercheurs (Mäntylä, Still, Gullberg & Del Missier, 2012) se sont demandé si les déficits au niveau de la prise de décision et de la prise de risques chez des adultes TDAH devaient être attribués à des facteurs cognitifs ou émotionnels/motivationnels en dissociant des tâches de prises de décisions sur chacune des deux dimensions. Les résultats démontrent, par analyse de régression linéaire, que seul un déficit dans la tâche impliquant le contrôle cognitif, et donc la médiation des fonctions exécutives par le cortex frontal, peut être considéré comme un prédicteur du TDAH.

Le vieillissement cognitif

Le vieillissement cognitif normal

Fonctions exécutives et attentionnelles

Les fonctions cognitives dépendantes en grande partie des régions frontales seraient les premières atteintes dans le vieillissement normal (West, 1996 ; Philips & Henry, 2008). Cette hypothèse locale ou « éxécutivo-frontale », repose en grande partie sur l'observation d'une diminution de l'efficience de certaines fonctions, en particulier les fonctions exécutives[9], et attentionnelles en lien avec des modifications neurophysiologiques importantes des régions frontales lors du vieillissement. Il existe en effet une diminution du nombre et de la taille des neurones, une perte d'efficacité des contacts synaptiques ainsi qu'une diminution de la concentration des neurotransmetteurs[10] dans ces régions (Bäckman & al, 2010).

Néanmoins il convient de rester prudent dans les liens établi entre atteinte frontale et diminution des « fonctions frontales »[11]. D'une part car ces dernières pourraient être soumise à des facteurs généraux comme la vitesse de traitement de l'information. L'atteinte de ces facteurs, serait en lien avec une dégradation globale et diffuse de la substance blanche (Salami & al, 2011) et pourrait également être impliquée de manière importante dans la diminution de l'efficience des « fonctions frontales », (Salthouse, Fristoe & Rhee, 1996 ; Salthouse, 2000). D'autre part il convient également de rappeler que le vieillissement cognitif est soumis à de multiples déterminismes : biologiques

---

9   Pour rappel, fonctions de supervision et de contrôle mobilisant l'attention dans les situations complexes ou nouvelles.

10 Particulièrement les récepteurs dopaminergiques.

11 A entendre : « fonctions exécutives ».

(réorganisation structurale du cortex cérébral, vieillissement sensori-moteur, surconsommation de psychotropes), psychoaffectif et psychosociaux qui ont un impact important sur la cognition et particulièrement les fonctions exécutives et attentionnelles. Par exemple il est montré depuis longtemps que dans les cas de toxicité cognitive causée par la surconsommation psychotropes, l'attention, la concentration, la vitesse de réalisation des tâches sont touchées et que l'arrêt des médicaments permet une amélioration (Amado-Boccara, Gougoulis, Littré, Galinowski & Lôo, 1996). Enfin rappelons que les fonctions exécutives considérées longtemps comme des fonctions exclusivement frontales, bien que possédant une unité « frontale » pour la plupart, recrutent également diverses structures du cortex comme le cortex pariétal pour la flexibilité mentale et certaines fonctions comme l'inhibition ne sont aucunement « domaines-spécifiques » et invoquent différentes aires corticales selon la nature de la tâche (Colette & al, 2005).

Les fonctions les plus affectées lors du vieillissement cognitif normal sont donc les fonctions exécutives et attentionnelles. Les principales difficultés concernent l'attention divisée, l'attention sélective, la flexibilité mentale et l'attention soutenue. L'atteinte la vitesse de traitement et de l'inhibition[12] va avoir un impact direct sur la boucle articulatoire et le calepin visuo-spatial de la mémoire à court terme entraînant par conséquent un déclin au niveau de la mémoire de travail et va être responsable de la plupart des changements cognitifs liés au vieillissement. (Verhaegen, Steitz, Sliwinski & Cerella, 2003 ; Bowles & Salthouse, 2003 ; Borella & al, 2007). D'une manière plus générale la diminution des ressources attentionnelles est à mettre en lien avec une diminution de l'efficience des processus contrôlés, tributaire du fonctionnement du système exécutif, régissant les procédures de recherche active de l'information et la mise en œuvre de stratégies volontaires. Ce dernier est modélisé comme un ensemble de trois

---

12 Engendrant la présence d'interférences et perturbant l'attention sélective.

composantes essentielles : l'inhibition des informations non pertinentes, la mise à jour en mémoire de travail et la flexibilité mentale (Miyake & al, 2000). Des études récentes nous informent que les composantes exécutives principalement touchés dans le vieillissement seraient la mise à jour en mémoire de travail et l'inhibition (Etienne, Marin-Lamellet & Laurent, 2008), ce que viennent étayer des études complémentaires en neurophysiologie à l'aide de potentiels évoquées : les modifications d'amplitudes de certaines ondes[13] lors du vieillissement seraient en lien avec diminution de la mémoire de travail ou encore des capacités d'inhibition observées lors de l'avancée en âge (Knott & al, 2004).

Mémoire

Concernant la mémoire épisodique, si souvent au cœur de la plainte cognitive de la personne âgée qui va aller se présenter en consultation mémoire, cette dernière va se voir diminuée au cours du vieillissement normal. Cette diminution est la conséquence d'une moindre efficience des processus d'encodage (en lien avec une diminution des ressources attentionnelles) et une récupération volontaire de l'information plus difficile à effectuer en lien avec une diminution du système exécutif ainsi qu'avec une favorisation des processus automatiques au détriment des processus contrôlés. L'oubli du contexte est également fréquent et tributaire de difficultés de récupération à l'instar de l'oubli du contenu, pathologique, qui résulte d'une déficience des processus d'encodage. Les mémoires sémantique et procédurale sont en revanche robustes et ne présentent pas de diminution lors du vieillissement cognitif normal.

---

13 Ondes P300.

Fonctions instrumentales

Le langage reste longtemps préservé dans son expression et sa compréhension. Une anomie partielle peut apparaître mais n'est pas à mettre en relation avec un trouble du langage mais plutôt une difficulté dans les processus exécutifs d'initiation. Quant aux troubles de la compréhension dans le vieillissement normal ils sont le plus souvent à mettre avec des déficits sensoriels (une hypoacousie par exemple).

La sphère praxognosique reste préservée mais est néanmoins tributaire des difficultés fonctionnelles et sensorimotrices pouvant apparaître lors du vieillissement.

Facteurs biopsychosociaux influençant le vieillissement cognitif

Les facteurs psychoaffectifs tels que l'anxiété et la dépression jouent un rôle majeur sur la qualité du vieillissement cognitif. La personnalité détient également un rôle sur l'évolution des fonctions cognitives lors du vieillissement, par exemple une personnalité disposant d'une importante ouverture à l'expérience favorisera le maintien des fonctions cognitives (Soubelet & Salthouse, 2011).

De même, concernant les facteurs psychosociaux l'évolution des fonctions cognitives est tributaire de la valeur accordée aux représentations psychosociale liées au vieillissement cognitif et à l'incarnation du stéréotype (Levy & al, 2011). Notons enfin que le vieillissement cognitif est très hétérogène d 'un individu à l'autre et dépend des compétences apprises et sur-apprises au cours de la vie ainsi que du concept de réserve cognitive étroitement lié au niveau socio-culturel (Gatz & al, 2006 ; Lachman & al, 2010 ; Stern, 2012).

Le vieillissement cognitif problématique

Le vieillissement cognitif problématique peut être défini comme une forme de vieillissement où l'altération d'une ou plusieurs fonctions cognitives, va avoir un impact délétère sur l'autonomie et le fonctionnement en vie quotidienne. Il regroupe les différentes « démences » d'origine neurodégénérative ou vasculaire qui vont avoir un impact significatif sur l'autonomie. Le vieillissement cognitif problématique comprend désormais également la notion de MCI, un stade où l'évolution vers la démence est probable. Ainsi avec la médiatisation faite autour de la maladie d'Alzheimer et des démences apparentées ainsi que les recommandations de la Haute Autorité de Santé (HAS, 2008), beaucoup personnes âgées surveillent étroitement leur mémoire de nos jours et de moins en moins hésitent à venir se présenter en consultation mémoire, et ce de plus en plus jeunes (Réseau Mémoire Aloïs, 2011). Cette demande de consultation se fait suite au constat d'une difficulté cognitive, elle peut être bien sûr dans certains cas les prémisses d'un état démentiel, mais aussi la conséquence de difficultés psychoaffectives comme de la dépression, du stress ou de l'anxiété surtout si elle émane du sujet lui-même. On peut se demander aussi si une plainte cognitive subjective lors du vieillissement et les difficultés en vie quotidienne y étant éventuellement associées ne sont pas la conséquence d'un TDAH non diagnostiqué ou mis à l'écart par le temps.

TDAH et Vieillissement Cognitif

TDAH et Vieillissement cognitif usuel

Le TDAH est un trouble chronique qui a été démontré comme persistant chez l'adulte et le sujet vieillissant. Ainsi la prévalence du TDAH chez la personne âgée serait estimée à 3% dans la population générale (Michielsen & al, 2012). Lors du vieillissement, il est associé à l'apparition de difficultés en vie quotidienne pouvant être à l'origine d'une plainte. Ainsi une étude pilote menée par entretien téléphonique chez des seniors TDAH montre que 63% d'entre eux rapportent une moins bonne qualité de vie comparé à des sujets jeunes avec TDAH. Le vécu de ces difficultés était décrit comme étant en lien avec des symptômes propres au trouble : 71% des plaintifs rapportaient des troubles de l'attention, 58% de l'impulsivité, 54% de l'hyperactivité et de la désorganisation (Brod & al, 2011). Ces difficultés rencontrées de manière plus importante dans le vieillissement pourraient attester de la fragilisation des mécanismes de compensation mis en œuvre à l'âge adulte (Faraone & Biederman, 2005). Pourtant, il n'existe toujours pas de critères dans les grands manuels diagnostiques comme le DSM IV TR chez l'adulte et encore moins chez le sujet âgé. Pourtant un TDAH est traitable et souligne la nécessité de son diagnostic et traitement chez la personne âgé qui pourrait contribuer à une réduction des difficultés pouvant y être associés. Ainsi Barkley & al (2010) proposent une réduction du cut-off score de 6 items à 4 items positifs dans l'orientation d'un diagnostic TDAH chez l'adulte qui pourrait être adapté à la personne âgée. D'une manière générale le dépistage d'un TDAH chez l'adulte ou le sujet âgé pourrait contribuer à une meilleure qualité de vie lors du vieillissement.

TDAH et vieillissement cognitif problématique : sur la piste du MCI dysexécutif

Le MCI est désormais considéré comme une entité diagnostique, proposée pour renvoyer à un changement cognitif chez la personne âgée qui serait intermédiaire entre le vieillissement cognitif dit « normal » et la « démence ». Il existerait ainsi le MCI amnésique caractérisé par une atteinte de la mémoire épisodique, le MCI non amnésique à domaines multiples caractérisé par l'atteinte de plusieurs fonctions cognitives et le MCI non amnésique à domaine unique (des fonctions exécutives, du langage, des praxies ou des gnosies).

Dans les consultations mémoire du sujet âgé, les déficits attentionnels sont fréquemment considérés comme les symptômes isolés et éventuellement précurseurs d'une maladie neurodégénérative. L'exemple le plus illustratif en est le MCI dysexécutif caractérisé par une diminution objective de l'efficience des fonctions exécutives où il existerait un risque de conversion vers une démence à corps de Lévy, une démence fronto-temporale ou encore une maladie d'Alzheimer dite « atypique » caractérisée par l'importance du déficit exécutif (Assal & Schnider, 2009).

Récemment les critères diagnostiques du MCI ont été mis à jour afin de rendre son dépistage plus sensible (Albert & al, 2011) en particulier en s'appuyant sur l'analyse volumétrique des structures temporales internes notamment l'hippocampe et des modifications de biomarqueurs dans le liquide céphalo-rachidien[14]. Pourtant de nombreuses données se sont accumulées pour confirmer la faible validité théorique et méthodologique de ce concept et de ses sous types, et particulièrement les sous-types non amnésiques comme le MCI dysexécutif. (Kochan & al, 2010 ; Matthews & al, 2008).

---

14 En particulier augmentation de la protéine Tau et diminution du peptide Aβ42.

Ainsi il serait particulièrement intéressant d'investiguer dans quelle mesure il existe une fragilité développementale de certains réseaux cérébraux, variables selon les personnes, qui pourrait rendre compte, en interaction avec d'autres facteurs[15], de la présence de déficits disproportionnés et progressifs dans certaines sphères cognitives (Mesulam, 2007). Enfin, il s'agirait de prendre en compte les capacités de compensation des personnes âgées[16] et d'examiner les facteurs qui les modulent et qui contribuent ainsi aux différences interindividuelles (Lövden & al, 2010). Ainsi, un TDAH persistant chez une population gériatrique pourrait alors mal interprété et conduire le clinicien vers un diagnostic de MCI, en particulier dysexécutif et donc à l'hypothèse erronée d'une maladie neurodégénérative débutante.

Alternativement, on peut se demander si les anomalies neurobiologiques et neuroanatomiques dans le TDAH ne constituent pas une contribution au développement d'une maladie neurodégénérative lors du vieillissement. Les résultats de la littérature sont mitigées à ce sujet : par exemple une étude récente a investigué la possible association entre le développement d'une démence à corps de Léwy et un TDAH persistant lors du vieillissement (Golimstok & al, 2011). Les chercheurs trouvent que la prévalence d'un TDAH, évaluée par la présence des critères DSM IV et une échelle rétrospective (Wender Utah Rating Scale ; WURS-25), était significativement plus importante chez des sujets avec démence à corps de Léwy que chez des sujets avec maladie d'Alzheimer ou des sujets contrôles [Annexe 6]. Une autre étude, évaluant la présence d'un TDAH par administration de l'échelle de la WURS met en exergue qu'un TDAH persistant peut être associé à des traits cognitifs stables tout au long de la vie, fragilisés au cours du vieillissement, mais pas corrélée avec un MCI ni avec une maladie d'Alzheimer (Ivanchak & al, 2011). Néanmoins les explorations statistiques de

---

15 Biologiques, psychologiques et socio-environnementaux.

16 Plasticité cérébrale et réserve cognitive.

cette étude restent contestables en raison d'un faible échantillon de sujets MCI en particulier MCI non amnésique. De ce fait des études supplémentaires examinant les relations entre TDAH et MCI devraient être réalisées pour confirmer ou infirmer la possible association entre ces deux entités.

Soulignons qu'il existe, de la même manière que chez les enfants ou les adultes, une comorbidité anxieuse et dépressive plus importante chez les sujets âgés présentant un TDAH cela devrait être pris en compte avant d'attribuer des troubles cognitifs à l'état psychoaffectif du sujet si celui ci présente une dépression ou un état anxieux car souvent la dépression peut rendre la reconnaissance d'un syndrome TDAH encore plus difficile (Biederman & al, 2008). Néanmoins après contrôle de l'anxiété et de la dépression, le déficit d'attention chez les adultes et les personnes âgées demeure toujours le symptôme de la triade le plus important (Das & al, 2012). Une approche dimensionnelle pourrait être ainsi plus appropriée qu'une approche catégorielle actuellement utilisée dans l'investigation de la présence d'un TDAH, tout comme dans la plupart des autres troubles neuropsychiatriques (Hyman, 2010). Par exemple près 60 % de la population rapporte des symptômes d'inattention et d'hyperactivité qu'il convient de différencier d'un réel TDAH (Arcos-Burgos & al, 2007).

Problématique et hypothèse de recherche

Problématique et hypothèses générales

D'une part le TDAH est un trouble chronique qui a été démontré comme persistant chez l'adulte et le sujet âgé (Michielsen & al, 2012). Celui-ci implique fonctionnement neurobiologique particulier ainsi que des troubles au niveau des fonctions exécutives et attentionnelles (Shallice & al, 2002 ; Willcutt & al, 2005). Lors du vieillissement, il est associé à l'apparition de difficultés en vie quotidienne pouvant faire l'objet d'une plainte cognitive à l'origine d'une consultation mémoire (Brod & al, 2011). D'autre part le vieillissement cognitif est principalement caractérisé par des modifications neurobiologiques et structurales et il présente sensiblement un affaiblissement des fonctions justement atteinte dans le TDAH, (Bäckman & al, 2010). Enfin le MCI est une entité diagnostique dont le construit théorique et méthodologique reste critiqué, particulièrement les MCI de type non amnésique comme le MCI dysexécutif (Kochan et al, 2010 ; Matthews et al, 2008).

Nous avons voulu évaluer la prévalence du TDAH chez les sujets âgés qui présentent une plainte en consultation mémoire. Nous avons également souhaité investiguer leurs profils cognitifs en les comparant à ceux de sujets TDAH jeunes et des sujets âgés contrôles d'une part et avec des sujets diagnostiqués MCI dysexécutif d'autre part afin de voir s'il n'existe pas un amalgame fréquent de ce diagnostic avec le TDAH chez le sujet âgé. Nous posons ainsi plusieurs hypothèses :

– Il existe une sur-représentation de sujets âgés TDAH qui présentent une plainte cognitive en consultation mémoire.

– La présence d'un TDAH chez le sujet âgé modifie significativement la diminution des performances exécutives et attentionnelles comparé à un sujet âgé sans TDAH ou un sujet TDAH jeune.

– Le profil cognitif de sujets âgés avec un TDAH ne diffère significativement pas de celui des sujets âgés avec MCI dysexécutif.

Hypothèses opérationnelles et statistiques

La variable indépendante est la nature du groupe constituant une variable intersujets à 4 modalités (groupe TDAH « âgés », groupe TDAH « jeunes », groupe « contrôles » et groupe « MCI »). Les fonctions cognitives mesurées constituant une variable intrasujets. Nous mesurons 2 variables dépendantes : d'une part le nombre de sujets et d'autre part les résultats aux test cognitifs.

Nous posons 3 hypothèses opérationnelles pour étayer nos hypothèses générales :

Hypothèse opérationnelle 1 : Le nombre de sujets âgés avec TDAH présentant une plainte cognitive en consultation mémoire sera plus important que le nombre de sujets âgés contrôles. Sur le plan statistique, nous prédisons que le nombre moyen de consultation annuelle sera significativement supérieur pour les sujets diagnostiqués TDAH que les sujets contrôles. La variance sera estimée d'après le nombre de consultations mensuelles. En cas de distribution normale (Shapiro-Wilk : $p > 0,05$) et de variance homogène nous préconisons un test de comparaison de moyenne par un t de Student, ou a défaut par le test du U de Mann-Whitney.

Hypothèse opérationnelle 2 : les sujets âgés avec un TDAH présenteront des performances moins bonnes aux tests cognitifs que chez les sujets contrôles et que les sujets TDAH jeunes. Pour chaque test, nous prédisons sur le plan statistique des résultats significativement plus faibles pour les sujets âgés TDAH concernant les tests exécutifs et attentionnels. En cas de distribution normale des résultats et de variance homogène nous préconisons un test de Kruskall-Wallis ou à défaut une analyse de variance par l'ANOVA.

Hypothèse opérationnelle 3 : les sujets âgés avec TDAH ne présenteront pas de différences significatives aux tests cognitifs en comparaison aux sujets MCI dysexécutif, et ce pour l'ensemble des tests administrés. Sur le plan statistique nous prédisons des résultats semblables pour les sujets âgés TDAH et les sujets ayant reçus un diagnostic de MCI dysexécutif. En cas de distribution normale des résultats et d'homogénéité de la variance nous préconisons un test de comparaison de moyenne par le t de Student ou à défaut le test du U de Mann-Whitney.

Méthode

Participants

L'échantillon sur lequel a porté notre étude est composé de quatre groupes de sujets : des patients TDAH ayant reçu le diagnostic préalablement ou dépisté par nos services, des sujets âgés contrôles repartant de consultation mémoire sans aucun diagnostic, un groupe de sujet TDAH jeune et un groupe de sujet « MCI » dyexécutif. Les patients et les sujets contrôles ont été recrutés au sein du service de neurologie comportementale et de consultations mémoire de l'hôpital de Gui de Chauliac. Un formulaire de consentement a été rempli pour chaque patient et sujets contrôles. Pour l'ensemble des patients les critères d'inclusion étaient un âge supérieur à 55 ans, et le bénéfice d'un bilan neuropsychologique pour une plainte primaire de troubles cognitifs. Les critères d'exclusion étaient le diagnostic préalable ou à postériori d'une démence (comme une maladie d'Alzheimer) d'une pathologie neurologique possiblement accompagnée de troubles cognitifs (comme un syndrome Parkinsonien) ou d'une pathologie psychiatrique avérée (comme un trouble bipolaire).

Procédure et outils

« Screening » : dépistage d'un TDAH

Lors d'une consultation mémoire nous administrons systématiquement l'échelle rétrospective de la WURS [Annexe 7] où le cut-off score de 46/100 permet de classer correctement 86% des TDAH, 99% des témoins et 83% des sujets dépressifs (McCann, Scheele, Ward & Roy-Byrne, 2000). Nous administrons également une échelle d'autoévaluation du TDAH chez l'adulte l'ASRS [Annexe 8] où un score supérieur à 23 indique un TDAH très probable. Enfin, nous administrons la version courte auto-évaluation de l'échelle de Conners d'évaluation des symptômes du TDAH adulte (CAARS –SS) [Annexe 9]. Cinq scores peuvent être calculés portant sur les troubles attentionnels, l'hyperactivité, l'impulsivité / labilité émotionnelle, déficit de l'image de soi et un score global de sévérité (ADHD index). Cette échelle dispose d'une possibilité d'interprétation psychométrique en note T normée sur l'âge et le sexe qui a fait l'objet de nombreuses publications et mises à jour (Gallant & al, 2007). Un score-T supérieur à +1,5 DS pour le score « ADHD Index » est retenu comme seuil de dépistage.

Evaluation médicale

Si l'un des questionnaires de « screening » est positif les patients seront orientés vers une évaluation réalisée par un médecin psychiatre qui procèdera à l'éventuel diagnostic d'un TDA/H grâce à un entretien structuré par la Conners Adult ADHD Diagnostic Interview for DSM (CAADID). Cet outil permet de recueillir le diagnostic de TDA/H en s'appuyant sur les critères diagnostiques du DSM IV-TR. Une passation de la MINI investiguera les troubles anxieux et les troubles de l'humeur selon les critères internationaux.

En cas de « screening » négatif nous procédons à une randomisation des patients et un sous groupe est envoyé à l'évaluation médicale dans un but contrôle [Annexe 10].

Evaluation psychologique et neuropsychologique

Concernant la sphère psychoaffective, la dépression est systématiquement évaluée par l'échelle de Beck (BDI-II).
Pour l'évaluation du fonctionnement cognitif global, nous mesurons son

efficience en administrant la DRS de Mattis.

Pour les fonctions exécutives et attentionnelles, Les fonctions d'inhibition sont mesurées par le test de Stroop, les fonctions d'initiation verbale sont mesurées grâce au test des fluences verbales. L'attention sélective et la flexibilité mentale sont respectivement mesurées par le TMT A et B. Les capacités de la mémoire de travail sont mesurées par le test « Séquence Lettres-Chiffres » de la WAIS IV.

Enfin pour la sphère mnésique, nous mesurons la mémoire épisodique et ses différents processus en administrant le RL/RI-16 items.

Analyses statistiques

Toutes nos analyses statistiques seront effectuées à l'aide du logiciel R.

Les participants des différents seront appariés d'après le sexe, la dimension dépressive et le niveau socio culturel.

Concernant les données démographiques des patients, les données psychologiques et neuropsychologiques nous avons choisi de définir un seuil de significativité à $p < 0.05$.

Afin de calculer le nombre de sujets nécessaires pour mesurer l'effet du TDAH ou de son absence nous avons effectué une analyse probabiliste préliminaire [Annexe 11].

Discussion

Cette étude permettra en premier lieu d'estimer la fréquence du TDAH parmi les sujets consultant avec une plainte primaire de troubles cognitifs. Elle permettra par ailleurs de voir s'il existe plus de plaintes de la part de sujet âgé TDAH que chez des sujets âgé contrôles et si les diminutions des fonctions exécutives et attentionnelles auxquelles sont assujettis les sujets vieillissant sont plus importantes dans le cas d'un TDAH. Enfin, elle devrait nous permettre d'estimer l'ampleur de la dégradation de ces fonctions dans le vieillissement d'un sujet TDAH.

Concernant la comparaison des profils cognitifs des sujets âgés TDAH à ceux de sujets âgés avec un MCI dysexécutif nous avons été animé par le but présenté dans une récente revue de la question (Ptak, Van derLinden & Schnider, 2010), soulignant la nécessité de se référer à un modèle psychologique ou neurocognitif, un modèle scientifique, pour proposer des prise en charge adaptées à la nature des troubles cognitifs ainsi qu'aux capacités préservées chez les personnes âgées avec un vieillissement cognitif problématique. De par ce fait, il semble essentiel de pouvoir établir un modèle neurocognitif de cette population afin de pouvoir optimiser la prise en charge d'une part et étayer les connaissances scientifiques et pourquoi pas, tenter d'éviter de prendre des raccourcis concernant la démarche diagnostique. En effet si le profil cognitif d'un sujet âgé diagnostiqué MCI dysexécutif est en tout point semblable à celui d'un sujet âgé TDAH, nous pouvons nous interroger à nouveau sur la pertinence de cette première entité.

Cette étude est néanmoins confrontée à plusieurs limites. D'une part pour des raisons pragmatiques ayant trait à la nature même de la consultation mémoire, qui demeure clinique et limitée dans le temps, certaines dimensions comme par exemple l'anxiété n'ont pas pu être investiguées de manière approfondie, et cette étude est susceptible d'être enclin à des variables parasites. Rappelons par exemple que l'anxiété ou la dépression ont un impact majeur sur la qualité du vieillissement cognitif et qu'un état anxieux ou dépressif peut rendre la reconnaissance d'un syndrome TDAH encore plus difficile (Biederman & al, 2008). D'autre part malgré les remaniements diagnostiques de Barkley & al (1997) nous appliquons des critères diagnostiques et une investigation destinés à l'adulte « jeune ». Néanmoins cette étude axée sur la neuropsychologie pourra permettre l'apport de certains éléments différentiels concernant le fonctionnement cognitif du sujet âgé TDAH en comparaison au sujet adulte TDAH et pourquoi pas contribuer à l'apport de subtilités dans les critères diagnostiques destinés à la population des personnes âgées puisque celle-ci semble connaître davantage de difficultés en vie quotidienne que les sujets jeunes (Brod & al, 2011).

Bibliographie

Adler, L.A., (2004). Clinical Presentations of Adult Patients With ADHD. *Journal of Clinical Psychiatry,* 65(3) : 8-11.

Albert, M.S & al. (2011). The diagnosis of mild cognitive impairment due to Alzheimer's disease: Recommendations from the National Institute on Aging-Alzheimer's Association workgroups on diagnostic guidelines for Alzheimer's disease. *Alzheimer's & Dementia : the Journal of the Alzheimer's Association,* 7(3) : 270-279.

Amado-Boccara, Y., Gougoulis, N., Littré,M.F.P., Galinowski, A. y Lôo, H. (1995). Effects of antidepressants on cognitive functions: a review. *Neuroscience and Biobehavioral Reviews,* 19, 479-493.

American Psychiatric Association (2000). *Diagnostic and Statistical manual for mental disorders (DSM-IV), 4th edition.* American Psychiatric Association, Washington, DC.

Assal, F. & Schnider, A. (2009. Actualités dans le domaine des troubles cognitifs : du diagnostic précoce au traitement. *Archives Suisses de Neurologie et Psychiatrie,* 160 (6) : 253-256.

Bäckman, L., Lindenberger, U., Li, S. & Nyberg, .L., (2010). Linking cognitive aging to alterations in dopamine neurotransmitter functionning : Recent data and future avenues. *Neuroscience & Behavioral Reviews,* 34(5):670-677.

Bange, F. & Mouren, M.C, (2009). *Comprendre et Soigner l'hyperactivité chez l'adulte.* Psychothérapies, Dunod.

Barbaresi, W.J., Colligan, R.C., Weaver, A.L., Voigt, R, Killian, J.M. & Katusic, S.K., (2013). Mortality, AHDH, and Psychosocial Adversity in Adults With Childhood AHDH : A Prospective Study. *Pediatrics,* 131 (4) : 1-9.

Barkley, R.A., Murphy, K.R., & Fischer, M. (2010). *ADHD In Adults : What the Science Says.* New-York : The Guilford press.

Barkley, R.A. (1997). Behavioral inhibition, sustained attention and executive functions : constructing a unifying theory of ADHD. *Psychological Bulletin,* 121 : 65-94.

Berger, A. & Posner, M.I (2000). Pathologies of brain attentional networks. *Neurosciences & Behavioral Reviews,* 24:3-5.

Berlin, L. Bohlin, G.,Nyberg, L., & Janols , L. (2004). How Well Do Measures of Inhibition and Other Executive Functions Discriminate Between Children With ADHD and Controls? *Child Neuropsychology, 10:*1-13.

Biederman, J., Petty, C.R., Dolan, C., Hughes, S., Mick, E., monuteaux, M.C., & Faraone, S.V (2008).The long-term longitudinal course of oppositional defiant disorder and conduct disorder in ADHD boys: findings from a controlled 10-year prospective longitudinal follow-up study. *Psychological Medecine,* 38(7): 1027-1036.

Biederrman, J., Mick,.E, Faraone, S.V. (2000). Age dependant decline of symptoms of attention deficit hyperactivity disorder: impact of remission definition and symptom type. *American Journal of Psychiatry,* 157 : 816-818.

Biederman J., Spencer, T. (1999). Attention-deficit/hyperactivity disorder (ADHD) as a noradrenergic disorder. *Biological Psychiatry,* 46 : 1234-1242.

Boomsa, D.I, Saviouk, V., Hottenga, J.J, Distel, M.A., de Moor, M.H., Vink, J.M., Geels, J.H., Bartels, M., de Geus, E.J. & Willemsen, G., (2010). Genetic epidemiology of attention-deficit hyperactivity disorder in adult. *PloS ONE* , 5, e10621.

Borella, E. Carreti, B., Cornoldi, C. & De Beni, R. (2007). Working memory, control of interference and everyday experience of thought interference : when age makes the difference.*Aging clinical and Experimental Research,* 19 : 200-206.

Bourneville, D.M. (1895). *Assistance des idiots et des dégénérés.* Paris, Alcan.

Bouvard, M., Le Heuzey, M.F., Mouren, M.C., (2006). *L'hyperactivité: de l'enfance à l'âge adulte.* Paris : Doin.

Bowles, R.P & Salthouse, T.A, (2003). Assessing the Age-Related Effects of Proactive Interference on Working Memory Tasks Using the Rasch Model. *Psychology and Aging,* 18 (3) : 608-615.

Brod, M., Scmitt, E., Goodwin, M. Hodgkins, P., & Niebler, G. (2012). AHDH burden of illness in older adults : a life course perspective.*Quality of Life Research,* 21(5):795-799,

Brown, T.E (1996). *Brown Attention Deficit Disorder Scales,* San Antonio, The Psychological Corporation.

Caspi, A., Sugden, K., Moffitt, T.E., Taylor,A., Craig,I.W.,Harrington,H.,McClay,J., Mill, J., Martin, J., Braithwaite, A., Poulton, R. (2003). Influence of life stress on depression: moderation by a polymorphism in the 5-HTT gene. *Science,* 301(5631):386-9.

Collette, F., Van der Linden, M., Laureys, S., Delfiore, G., Degueldre, C., Luxen, A., Salmon, E., 2005. Exploring the unity and diversity of the neural substrates of executive functioning. *Human Brain Mapping,* 25 : 409–423.

Conners, D.E, Erhardt, D., Sparrow, E. (1999). *Conners Adult ADHD Rating Scale, Technical Manual.* New York, Multi-Health Systems.

Das, D., Cherbuin, N., Butterworth, P. Anstey, K., & Easteal, S. (2012). A Population-Based Study of Attention Deficit/Hyperactivity Disorder Symptoms and Associated Impairment in Middle-Aged Adults.*PLoS ONE, 7(2): e31500.*

DiMaio, S., Grizenko, N. & Joober, R., (2003). Dopamine genes and attention-deficit hyperactivity disorder : a review. *Journal of Psychiatry and Neurosciences,* 28(1) : 27-38.

Douglas, V.I (1974) : Stop, look and listen : The problem of sustained attention and impulse control in hyperactive and normal children. *Canadian Journal of Behavioral Science,* 4 (4):259-282.

Etienne, V ., Marin-Lamellet, C., & Laurent, B., (2008). Executive functionning in normal aging. *Revue Neurologique,* 164 (12) : 1010-1017.

Faraone, S.V., Biederman, J., (2005).What is the prevalence of Adult ADHD ? Results of a population screen of 966 adults *Journal of Attention Disorders,* 9:384-391.

Gallant, S., Conners, C/K, Rzepa, S.R, Pitkanen, J. Marocco, M., & Sitarenios, G. (2007, August). *Psychometric Properties of the Conners 3.* Poster presented at the annual meeting of the American Psychological Association, San Francisco, CA.

Gatz, M. & al. (2006) .Role of genes and environments for explaining Alzheimer disease. *Archives of General Psychiatry,* 63 :168–174.

Gétin-vergnaud, C., Angenon-Delerue, K.G, (2011). After 10 years in operation, "HyperSupers TDAH France" carries out a first assessment of its supporting actions for families with ADHD children through the results of a survey conducted in summer 2011 among member families. *ANAE,* 114:358-364.

Golimstok, A., Rojas, J.I., Romano, M., Zurru, M.C., Doctorovich,D., & Cristiano, E. (2011).Previous adult attention-deficit and hyperactivity disorder symptoms and risk of dementia with Lewy bodies: a case control study. *EuropeanJournal of Neurology,* 18:78-84.

Hart, E.L., Lahey, B.B, Loeber, R. (1995). Developemental changes in attention deficit/hyperactivity disorder in boys: a four-year longitudinal study. *Journal of Abnormal Child Psychology,* 23 :729-750.

Haute Autorité de Santé, « Diagnostic et prise en charge de la maladie d'Alzheimer et des maladies apparantées ». Projet de recommandation HAS, Mars 2008.

Hervey, A.S., Epstein, J. N., Curry, J.F. (2004). Neuropsychology of Adults With Attention-Deficit/Hyperactivity Disorder: A Meta-Analytic Review. *Neuropsychology, 18(3):*485-503.

Hyman,E. (2010). The Diagnosis of Mental Disorders: The Problem of Reification.*Clinical Psychology,* 6: 155-179.

Ivanchak, N., & Fletcher, K. (2012). Attention-Deficit/Hyperactivity Disorder in Older Adults:Prevalence and Possible Connections to MildCognitive Impairmen. *Current Psychiatry Report,* 14:552-560.

Knott, V., Millar, A., Dulude, L., Bradford, L., Alwahhabi, F., Lau, T., Shea, C., & Wiens, A. (2004). Event-related potentials in young and elderly adults during a visual spatial working memory task. *Clinical EEG and Neuroscience,*35(4):185-192.

Kochan, N. & al (2010). Effect of Different Impairment Criteria on Prevalence of "Objective" Mild Cognitive Impairment in a Community Sample.The American Journal of Geriatric Psychiatry, 18(8):711-722.

Lachman, M.E., Agrigoroaei, S., Murphy, C., & Tun, P. (2010). frequent Cognitive Activity Compensates for Education Differences in Episodic Memory. *American Journal of Psychiatry,* 18(1):4-10.

Lackschewitz, H., Hûter, G., Kröner-Herwig, B. (2008). Physiological and psychological stress responses in adults with attention-deficit/hyperactivity disorder (AHDH). *Psychoneuroendocrinology,* 33:612-624.

Lecendreux, M., Konofal, E., Faraone, S.F., (2011). Prevalence of attention deficit hyperactivity disorder and associated features among children in France. *Journal of Attention Disorders* ,15(6) : 516-524.

Lecendreux, M., Konofal, E., Touzin, M., (2007). *L'hyperactivité - TDAH*. Paris. Solal.

Levy, B.R., Zonderman, A.B., Stade, M.D., & Ferrucci, L. (2011). Memory Shaped by Age Stereotypes over Time. *Journals of Gerontology B,* 67(4):432-436.

Lövden, M., Bodammer, N.C, Kühn, S., Kaufmann,J., Schütze,H., Templemann, C., Heinze, H., Düzel, E., Schmiedek, F. & Lindenberger, U. (2010).Experience-dependent plasticity of white-matter microstructure extends into old age.*Neuropsychologia,* 48 (13):3878-3883.

Mäntylä, T., Still, J., Gullberg, S., Del-Missier, F., (2010). Decision Making in Adults With AHDH. *Journal of Attention Disorders,* 16(2):164-173.

Matthews, F.E., Blossom, C.M.S., McKeith, I.G., Bond, J., Brayne, C., and the Medical Research Council Cognitive Function and Ageing Study (2008). Two-year progression from mild cognitive impairment to dementia: To what extent do different definitions agree? *Journal of the American Geriatrics Society, 56, 1424-1433.*

McCann, B., Scheele, L., Ward, N., & Roy-Byrne, P., (2000). Discriminant Validity of the Wender Utah Rating Scale for Attention-Deficit/Hyperactivity Disorder in Adults. *The Journal of Neuropsychiatry and Clinical Neurosciences,12 :240-245*

McIntosh, D., Kutcher, S., Binder, C., Levitt, A., Fallu, A. & Rosenbluth, M., (2009).   *Adult ADHD and comorbid depression: A consensus-derived diagnostic algorithm for ADHD. Neuropsychiatric Disease and Treatment, 5:137-150.*

Mesulam, M.-M. (2007). Primary progressive aphasia: A language-based dementia. *The New England Journal of Medicine, 349, 1535-1542.*

Michielsen, M., Comijs, H.C., Semeijn, E., Beekman, A., Deeg, D. & Kooij, J.J, (2012). The commorbidity of anxiety and depressive symptoms in older adults with attention-deficits/hyperactivity disorder : A Longitudinal study. *Journal of Affective Disorders, 148 (2) :220-227.*

Mick, E., Faraone, S.V., Biederman, J. (2004). Age-dependant expression of attention-deficits/hyperactivity disorder symptoms. *Psychiatric Clinics of North America, 17(2) : 215-224.*

Miyake, A., Friedman, N.P, Emerson, M.J, Witzki, A.H., & Howerter, A., (2000). The Unity and Diversity of Executive Functions and their Contributions to Complex « Frontal lobe » Tasks : A Latent Variable Analysis*. Cognitive Psychology, 41:49-100.*

Murphy, K. & Barkley, R.A, (1996). Prevalence of DSM-IV symptoms of AHDH in adults licenced drivers : implications for clinical diagnosis.*Journal of Attention Disorders, 1(3) :147-161.*

Owen M.J., Cardno A.G., O'Donovan M.C., (2000). Psychiatric genetics: back to the future. *Molecular Psychiatry, 5(1):22-31.*

Phillips, L.H. & Henry, D.H., (2008). Adult aging and executive functionning. In Anderson, V., Jacobs, R & Anderson P, *Executive Functions and the Frontal Lobes : A Lifespan Perspective* : 57-80. New-York : Talor & Francis.

Pliszka, S. R. 2005. The neuropsychopharmacology of attention-deficit/hyperactivity disorder », *Biological Psychiatry, 57 : 1385-1390.*

Ptak, R., Van der Linden, M., & Schnider, A. (2010). Cognitive rehabilitation of episodic memory disorders : from theory to practice. Frontiers in Human Neurosciences, 4, (57) : 1-11.

Salami, A., Eriksson, J., Nilsson, L.G., & Nyberg (2011). Age-related white matter microstructural differences partly mediate age-related decline in processing speed but not cognition.*Biochimica et Biophysica Acta (BBA)- Molecular Basis of Disease, 1882(3):408-415.*

Salthouse, T.A., (2000). Aging and measures of processing speed. *Biological Psychology, 54:35-54*

Salthouse, T.A., Fristoe, N. & Rhee, S.O., (1996). How Localized Are Age-Related Effects on Neuropsychological Measures?*Neuropsychology, 10(2):272-285.*

Scheres, A., Milham, M., Knutson, B. & Castellanos, F.X., (2005). Ventral Striatal Hyporesponsiveness During Reward Anticipation in Attention-Deficit/Hyperactivity Disorder. *Biological Psychiatry,61(5):720-724.*

Schonwald, A. (2005). Update : attention deficit/hyperactivity disorder in the primary care office. *Current Opinion in Pediatrics, 17* : 265-274.

Seidman, L.J., Biederman, J.,Monuteaux, M.C., Valera, E., Doyle, A.E & Faraone, S.V (2005).Impact of Gender and Age on Executive Functioning: Do Girls and Boys With and Without Attention Deficit Hyperactivity Disorder Differ Neuropsychologically in Preteen and Teenage Years? *Developemental Neuropsychology, 27(1)*:79-105.

Shallice, T., Marzocchi, G.M., Silvano, C., Del-Savio, M. Renata, F., & Raffaela, I. (2002). Executive Function Profile of Childern With Attention Deficit Hyperactivity Disorder. *Developpemental Neuropsychology,*21(1):43-71.

Shaw, P., Eckstrand, K., Sharp,W., Blumenthal, J., Lerch, J. P., Greenstein, D., Clasen, L., Evans, A., Giedd, J., Rapoport, J.L.(2007b). Attention-deficit/hyperactivity disorder is characterized by a delay in cortical maturation. *PNAS,* 104(49):19649-19654.

Soubelet, A. & Salthouse, T.A. (2011). Personnality-cognition relations across adulthood. *Developpemental Psychology,* 47(2):303-310.

Stern, Y. (2012). Cognitive Reserve and Alzheimer Disease. *Alzheimer Disease & Associated Disorders,* 20(2):112-117.

Swanson, J. M., Kinsbourne, M., Nigg, J., Lanphear, B., Stefanatos, G. A., Volkow, N., Taylor, E., Casey, B. J., Castellanos, F. X., Wadhwa, P.D. (2007). Etiologic subtypes of attention-deficit/hyperactivity disorder : brain imaging, molecular genetic and environmental factors and the dopamine hypothesis. *Neuropsychology Review,* 17 :39-59.

Valera, E.M, Faraone, S.V., Murray, K.E., Seidman, L.J. (2007). « Meta-analysis of structural imaging findings in attention-deficit/hyperactivity disorder », *Biological Psychiatry,* 61 :1361-1369.

Verhaegen, P., Steitz, D.W., Sliwinski, M.J., & Cerella, J. (2003). Aging and dual-task performance : A meta analysis. *Psychology & Aging,* 19(3), 443-460.

Volkow, N.D., Wang, G., Kollins, S., Wigal.T., Newcorn, T., Telang, F., Fowler,J., Zhu, W., Logan, J., Ma, Y., Pradhan, K., Wong, C. & Swanson, J.M., (2009). Evaluating Dopamine Reward Pathway in AHDH. *JAMA,* 302(10) : 1084-1091.

West, R. (1996). An application of prefrontal cortex function theory to cognitive aging. *Psychological Bulletin,* 120 : 272-292.

Willcutt, E., Doyle, A.E., Nigg,J., Faraone, S.V. & Pennington, B., (2005). Validity of the Executive Function Theory of Attention-Deficit/Hyperactivity Disorder : A Meta-Analytic Review. *Biological Psychiatry,* 57:1336-1346.

Woods, S.P, Lovejoy, D.W., & Ball, J.D (2002). Neuropsychological Characteristics of Adults with ADHD: A Comprehensive Review of Initial Studies. *The Clinical Neuropsychologist (16)* : 12-34.

ANNEXES

Annexe 1 : Critères diagnostiques du TDAH chez l'enfant selon le DSM IV-TR (APA, 2000).

Tableau I
DSM-IV-TR – Critères diagnostiques du trouble : déficit de l'attention–hyperactivité

A. Présence soit de 1), soit de 2) :

1) six des symptômes suivants d'*inattention* (ou plus) ont persisté pendant au moins six mois, à un degré qui est inadapté et ne correspond pas au niveau de développement de l'enfant :

Inattention

- souvent, ne parvient pas à prêter attention aux détails, ou fait des fautes d'étourderie dans les devoirs scolaires, le travail ou d'autres activités ;
- a souvent du mal à soutenir son attention au travail ou dans les jeux ;
- semble souvent ne pas écouter quand on lui parle personnellement ;
- souvent, ne se conforme pas aux consignes et ne parvient pas à mener à terme ses devoirs scolaires, ses tâches domestiques ou ses obligations professionnelles (cela n'est pas dû à un comportement d'opposition, ni à une incapacité à comprendre les consignes) ;
- a souvent du mal à organiser ses travaux ou ses activités ;
- souvent, évite, a en aversion, ou fait à contrecœur les tâches qui nécessitent un effort mental soutenu (comme le travail scolaire ou les devoirs à la maison) ;
- perd souvent les objets nécessaires à son travail ou à ses activités (par exemple, jouets, cahiers de devoirs, crayons, livres ou outils) ;
- souvent se laisse facilement distraire par des *stimuli* externes ;
- a des oublis fréquents dans la vie quotidienne.

2) six des symptômes suivants d'*hyperactivité–impulsivité* (ou plus) ont persisté pendant au moins six mois, à un degré qui est inadapté et ne correspond pas au niveau de développement de l'enfant :

Hyperactivité

- remue souvent les mains ou les pieds, ou se tortille sur son siège ;
- se lève souvent en classe ou dans d'autres situations où il est supposé rester assis ;
- souvent, court ou grimpe partout, dans des situations où cela est inapproprié (chez les adolescents et les adultes, ce symptôme peut se limiter à un sentiment subjectif d'impatience motrice) ;
- a souvent du mal à se tenir tranquille dans les jeux ou dans les activités de loisir ;
- est souvent « sur la brèche » ou agit souvent comme s'il était « monté sur ressorts » ;
f) parle souvent trop ;

Impulsivité

- laisse souvent échapper la réponse à une question qui n'est pas encore entièrement posée ;
- a souvent du mal à attendre son tour ;
- interrompt souvent les autres ou impose sa présence (par exemple, fait irruption dans les conversations ou dans les jeux).

B. Certains des symptômes d'hyperactivité–impulsivité ou d'inattention ayant provoqué une gêne fonctionnelle étaient présents avant l'âge de sept ans.

C. Présence d'un certain degré de gêne fonctionnelle liée aux symptômes dans deux, ou plus de deux types d'environnement différents (par exemple, à l'école, au travail, à la maison).

D. On doit mettre clairement en évidence une altération cliniquement significative du fonctionnement scolaire, social ou professionnel.

E. Les symptômes ne surviennent pas exclusivement au cours d'un Trouble envahissant du développement, d'une Schizophrénie ou d'un autre Trouble psychotique, et ils ne sont pas mieux expliqués par un autre trouble mental (par exemple, Trouble thymique, Trouble anxieux, Trouble dissociatif ou Trouble de la personnalité).

Annexe 2 : Troubles associés au TDAH pour les enfants concernés par l'enquête Hyper-Supers-TDAH France (2011).

Diagnostic associé	En nombre (N=524)	En pourcentage
Anxiété	168	32 %
Troubles du sommeil	129	25 %
Dyslexie	123	23 %
Dysgraphie	120	23 %
Précocité intellectuelle	87	17 %
Dyspraxie	82	16 %
TOP	70	13 %

Annexe 3 : Réduction dopaminergique dans les marqueurs synaptiques (récepteurs et transporteurs) d'adultes TDAH mise en évidence par PET-SCAN.

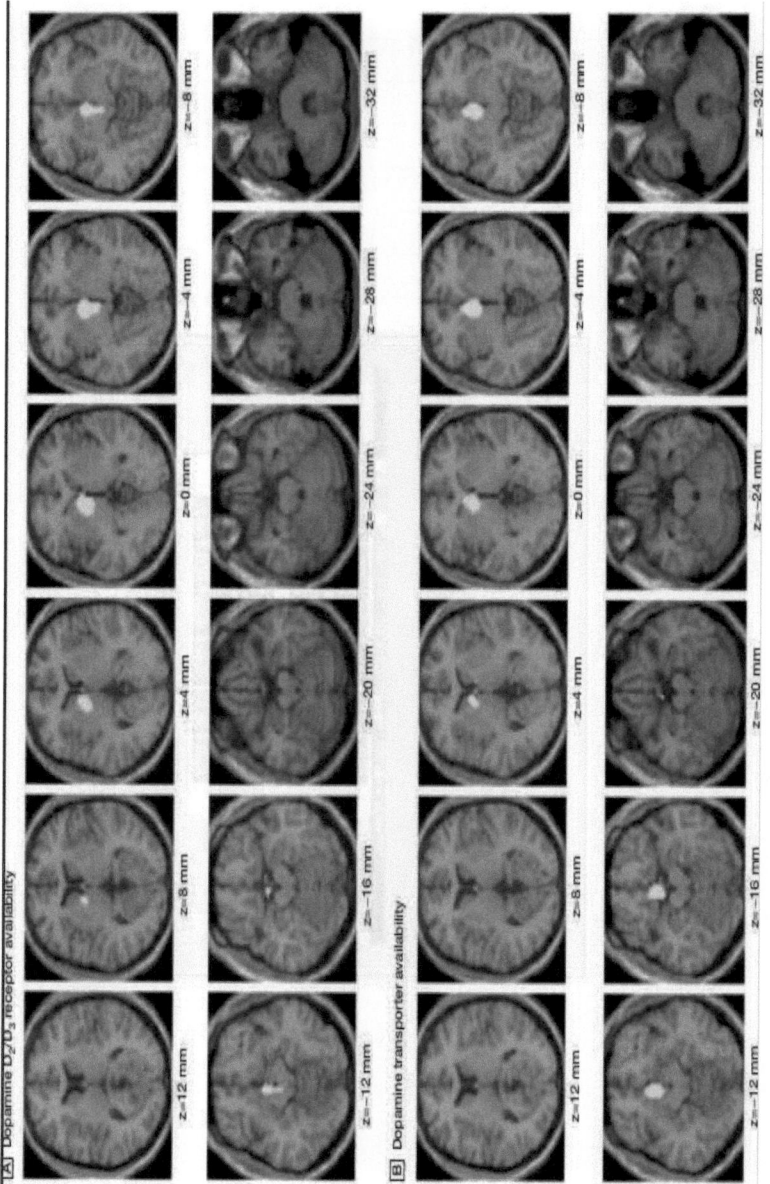

Annexe 4 : Corrélation entre concentration de récepteurs dopaminergiques et capacités attentionnelles.

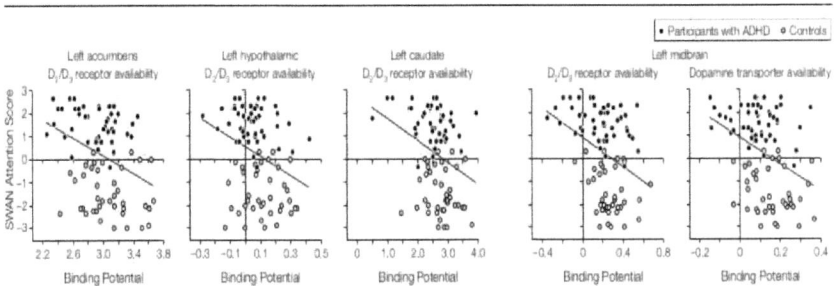

The Dimension of the Strengths and Weaknesses of Attention-Deficit/Hyperactivity Disorder (ADHD)–symptoms and Normal-behavior (SWAN) rating scale uses a positive scale for symptoms (1 to 3) and a negative scale for the opposite of the symptoms (–1 to –3) ranging from "far below average" to "far above average." The negative numbers in some of the regions show that the ratio of the specific to nonspecific binding of the radioligand is very low for these regions. The solid line in each scatterplot corresponds to the regression line (line of best fit).

Annexe 5 : Modèle du trouble de l'inhibition de l'action de Barkley dans le TDAH.

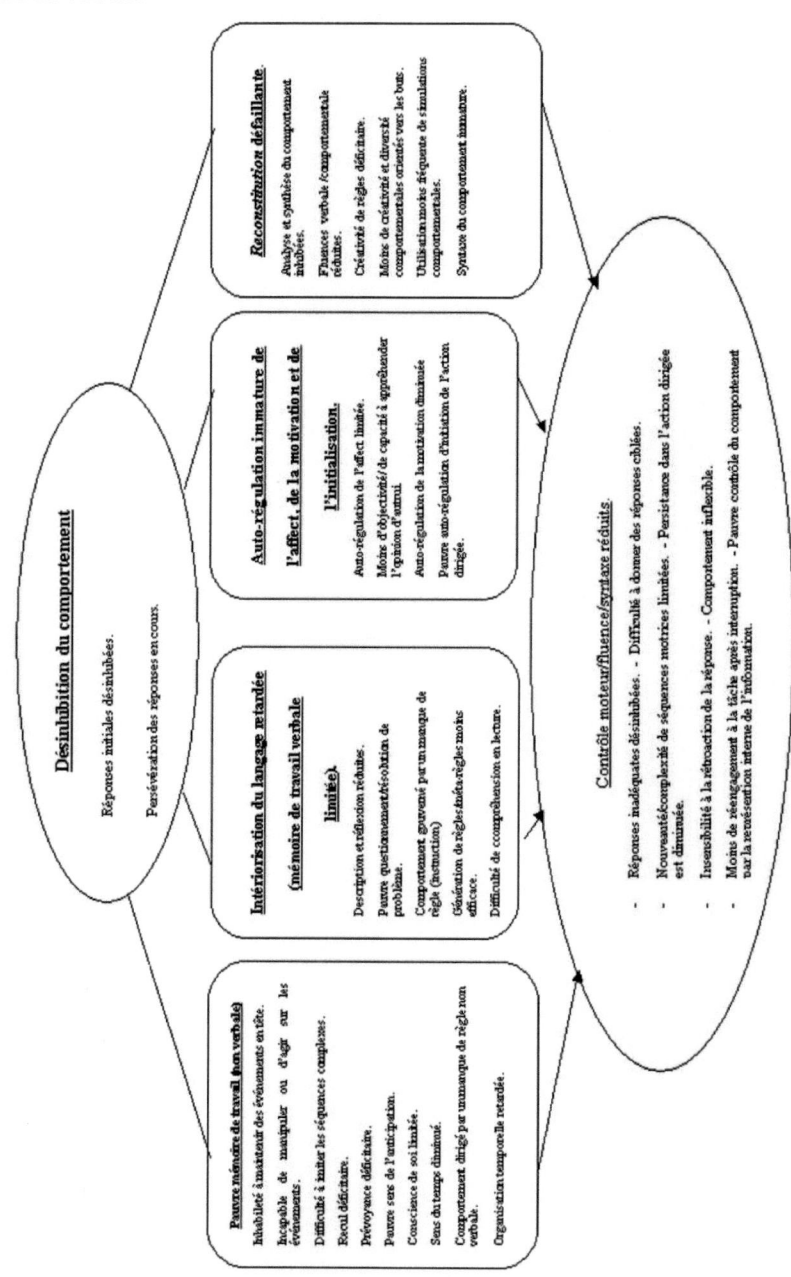

Annexe 6 : Prévalence d'un TDAH (mis en évidence par la WURS) chez des sujets contrôles, avec démence à corps de Léwy ou maladie d'Alzheimer.

Group compared	Percentage of ADHD	P	OR	95%CI
DLB vs. control	47.8 vs. 15.1	< 0.001	5.1	2.7–9.6
DLB vs. ADT	47.8 vs. 15.2	< 0.001	4.9	2.8–8.4
ADT vs. control	15.2 vs. 15.1	0.12	1.1	0.7–1.5

DLB, dementia with Lewy bodies; ADT, Alzheimer dementia type; ADHD, attention deficit and hyperactivity disorder.

Annexe 7 : Echelle rétrospective de la WURS à 25 items pour le dépistage du TDAH chez l'adulte.

WENDER UTAH RATING SCALE (Version 25 items)

Nom : _____ Sexe : ❏ M ❏ F Date de naissance : ____ / ____ / 19___
Date de passation : ____ / ____ / 20___

Enfant et/ou adolescent, j'étais (ou j'avais)	Pas du tout ou très légèrement	Légèrement	Modérément	Assez	Beaucoup
3. Des problèmes de concentration. J'étais facilement distrait(e)	❏	❏	❏	❏	❏
4. Anxieux. Je me faisais du souci	❏	❏	❏	❏	❏
5. Nerveux. Je ne tenais pas en place	❏	❏	❏	❏	❏
6. Inattentif(ve), rêveur(se)	❏	❏	❏	❏	❏
7. Facilement en colère, « soupe au lait »	❏	❏	❏	❏	❏
9. Des éclats d'humeur, des accès de colère	❏	❏	❏	❏	❏
10. Des difficultés à me tenir aux choses, à mener mes projets jusqu'à la fin, à finir les choses commencées	❏	❏	❏	❏	❏
11. Têtu(e), obstiné(e)	❏	❏	❏	❏	❏
12. Triste ou cafardeux(se), déprimé(e), malheureux(se)	❏	❏	❏	❏	❏
15. Désobéissant(e) envers mes parents, rebelle, effronté(e)	❏	❏	❏	❏	❏
16. Mauvaise opinion de moi-même	❏	❏	❏	❏	❏
17. Irritable	❏	❏	❏	❏	❏
20. D'humeur changeante avec des hauts et des bas	❏	❏	❏	❏	❏
21. En colère	❏	❏	❏	❏	❏
24. Impulsif(ve). J'agissais sans réfléchir.	❏	❏	❏	❏	❏
25. Tendance à être immature	❏	❏	❏	❏	❏
26. Culpabilisé(e), plein(e) de regrets	❏	❏	❏	❏	❏
27. Je pouvais perdre le contrôle de moi-même	❏	❏	❏	❏	❏
28. Tendance à être ou à agir de façon irrationnelle	❏	❏	❏	❏	❏
29. Impopulaire auprès des autres enfants. Je ne gardais pas longtemps mes amis ou je ne m'entendais pas avec les autres enfants	❏	❏	❏	❏	❏
40. Du mal à voir les choses du point de vue de quelqu'un d'autre	❏	❏	❏	❏	❏
41. Des ennuis avec les autorités, des ennuis à l'école, convoqué(e) par le directeur	❏	❏	❏	❏	❏
51. Dans l'ensemble un élève peu doué, apprenant lentement	❏	❏	❏	❏	❏
56. Des difficultés en mathématiques ou avec les chiffres	❏	❏	❏	❏	❏
59. En dessous de mon potentiel	❏	❏	❏	❏	❏

TOTAL= [   ]

Chaque item est coté de 0 à 4

Echelle ASRS

Répondez aux questions suivantes en vous auto-évaluant sur chacun des critères à l'aide de l'échelle à droite de la page. Pour répondre à la question, cochez la case qui décrit le mieux vos sentiments ou vos comportements au cours des 6 derniers mois.

		Jamais	Rarement	Parfois	Souvent	Très souvent
1	Avec quelle fréquence avez-vous des difficultés à finaliser les derniers détails d'un projet une fois que le plus intéressant a été fait ?	☐	☐	☐	☐	☐
2	Avec quelle fréquence avez-vous des difficultés à mettre les choses en ordre lorsque vous devez faire un travail qui demande une certaine organisation ?	☐	☐	☐	☐	☐
3	Avec quelle fréquence avez-vous des difficultés pour vous souvenir de vos rendez-vous ou de vos engagements ?	☐	☐	☐	☐	☐
4	Avec quelle fréquence avez-vous tendance à éviter ou à remettre à plus tard un travail qui vous demande beaucoup de réflexion ?	☐	☐	☐	☐	☐
5	Avec quelle fréquence avez-vous la bougeotte ou agitez-vous vos mains ou vos pieds lorsque vous devez rester assis pendant un long moment ?	☐	☐	☐	☐	☐
6	Avec quelle fréquence vous sentez-vous trop actif ou obligé de faire des choses comme si vous étiez activé par un moteur ?	☐	☐	☐	☐	☐
7	Avec quelle fréquence faites vous des erreurs d'étourderie lorsque vous travaillez sur un projet ennuyeux et difficile ?	☐	☐	☐	☐	☐
8	Avec quelle fréquence avez-vous des difficultés à rester attentif lorsque vous faites un travail ennuyeux et difficile ?	☐	☐	☐	☐	☐
9	Avec quelle fréquence avez-vous des difficultés à vous concentrer sur ce que les gens vous disent, même lorsqu'ils vous parlent directement ?	☐	☐	☐	☐	☐
10	Avec quelle fréquence avez-vous tendance à égarer ou du mal à retrouver des choses à la maison ou au travail ?	☐	☐	☐	☐	☐
11	Avec quelle fréquence êtes-vous distrait par de l'activité ou du bruit autour de vous ?	☐	☐	☐	☐	☐
12	Avec quelle fréquence vous levez-vous pendant des réunions ou d'autres situations où vous êtes sensé rester assis ?	☐	☐	☐	☐	☐
13	Avec quelle fréquence avez-vous la bougeotte ou vous sentez-vous agité ?	☐	☐	☐	☐	☐
14	Avec quelle fréquence avez-vous des difficultés à vous détendre et à vous relaxez pendant votre temps libre ?	☐	☐	☐	☐	☐
15	Avec quelle fréquence avez-vous remarqué que vous étiez trop bavard lorsque vous êtes en compagnie d'autres personnes ?	☐	☐	☐	☐	☐
16	Avec quelle fréquence vous surprenez-vous en terminant les phrases des autres dans une discussion avant qu'ils aient pu le faire eux-mêmes ?	☐	☐	☐	☐	☐
17	Avec quelle fréquence avez-vous des difficultés à attendre votre tour dans une file d'attente ?	☐	☐	☐	☐	☐
18	Avec quelle fréquence interrompez-vous les autres lorsqu'ils sont occupés ?	☐	☐	☐	☐	☐

Annexe 9 : Evaluation des symptômes TDAH chez l'adulte (Echelle de Conners).

Questionnaires sur des symptômes de TDA/H
Actuellement (CAARS S-S)

		Pas du tout, jamais	Un peu, de temps à autre	Assez, souvent	Beaucoup, très souvent
1.	Je coupe la parole aux autres	0	1	2	3
2.	Je suis toujours en pleine activité, sur le "qui-vive", comme si j'avais un moteur à l'intérieur.	0	1	2	3
3.	Je suis désorganisé(e).	0	1	2	3
4.	Il m'est difficile de rester très longtemps au même endroit.	0	1	2	3
5.	J'ai des difficultés à suivre le fil de plusieurs choses en même temps.	0	1	2	3
6.	Je m'ennuie facilement.	0	1	2	3
7.	Je me mets facilement en colère / je suis irritable.	0	1	2	3
8.	Je continue à piquer des crises de colère.	0	1	2	3
9.	J'évite de relever de nouveaux défis car je ne crois pas en mes capacités.	0	1	2	3
10.	Je recherche les activités rapides et palpitantes.	0	1	2	3
11.	Je me sens agité(e), même lorsque je suis tranquillement assis(e).	0	1	2	3
12.	Je suis facilement distrait(e) de ce que je suis en train de faire par des sons ou des images.	0	1	2	3
13.	Beaucoup de choses me mettent en colère ou me bouleversent.	0	1	2	3
14.	Je n'atteints pas mes objectifs.	0	1	2	3
15.	Je suis dur(e) avec moi-même.	0	1	2	3
16.	J'agis de façon normale en apparence, mais au fond de moi je ne me sens pas sûr(e) de moi.	0	1	2	3
17.	Je n'arrive pas à faire les choses si je n'ai pas de délai strict.	0	1	2	3
18.	J'ai des difficultés à me mettre à une tâche.	0	1	2	3
19.	Je me mêle des activités des autres.	0	1	2	3
20.	Mon humeur est imprévisible.	0		2	3
21.	J'ai l'esprit ailleurs pendant mes activités.	0	1	2	3
22.	Quelquefois mon attention se focalise tellement sur quelque choses que j'oublie tout le reste, et parfois elle est si "superficielle" que tout me distrait.	0	1	2	3
23.	J'ai tendance à beaucoup m'agiter et à ne pas rester en place.	0	1	2	3
24.	Je n'arrive pas à me concentrer sur quelque chose, sauf s'il s'agit d'une chose vraiment intéressante.	0	1	2	3
25.	Je voudrais avoir davantage confiance en mes capacités.	0	1	2	3
26.	J'ai du mal à croire en moi à cause de mes échecs passés.	0	1	2	3

Annexe 10 : Méthodologie pour le dépistage d'un TDAH chez les sujets venant en consultation mémoire

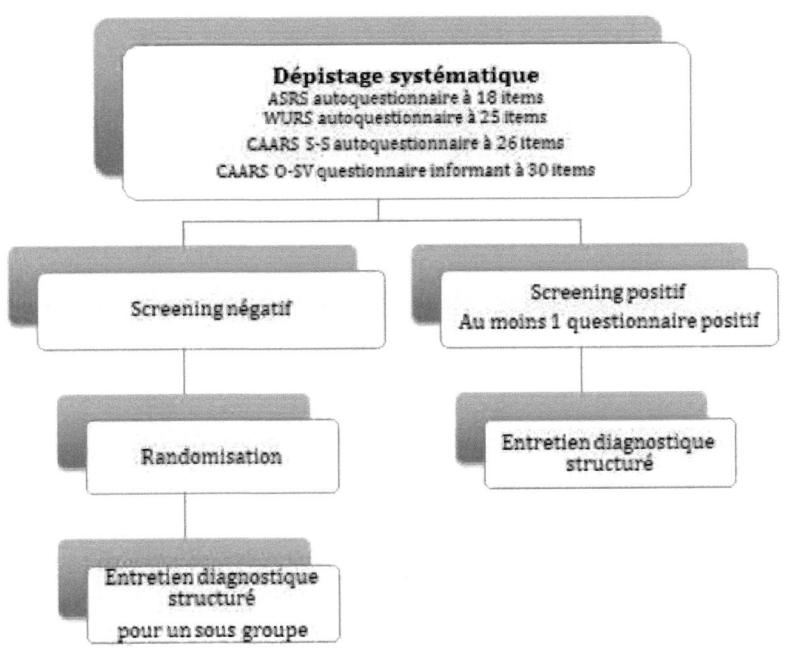

Annexe 11 : Calcul du nombre de sujets nécessaires à inclure dans l'étude

A partir de notre échantillon annuel et si la distribution initiale ne suivait pas une loi normale nous avons choisi de la normaliser par la procédure de Shapiro-Wilk en contrôlant la variance au seuil $p<0.05$ soit $\alpha = 5\%$ comme risque de première espèce.

- Soit n le nombre de sujets nécessaires pour chaque groupe.
- Soit Δ la différence minimale d'intérêt donnée par Δ la différence des moyennes « m » donnée par $\Delta = m_{(TDAH)} - m_{(Contrôles)}$.
- Soit σ^2 la variance de la distribution pour un groupe donné, pour chaque individu « i » et sa valeur « X » variabilité de l'ensemble donnée par $\sigma^2 = 1/n \sum(Xi-mi)$
- Soit z la valeur de la loi de probabilité normale centré-réduite pour le risque de première espèce α.

Alors pour chaque groupe $n = 2 \times (\sigma^2/\Delta^2) \times (Z_{\alpha/2} - Z_{1-\alpha})^2$.

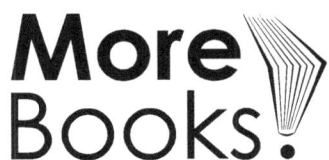

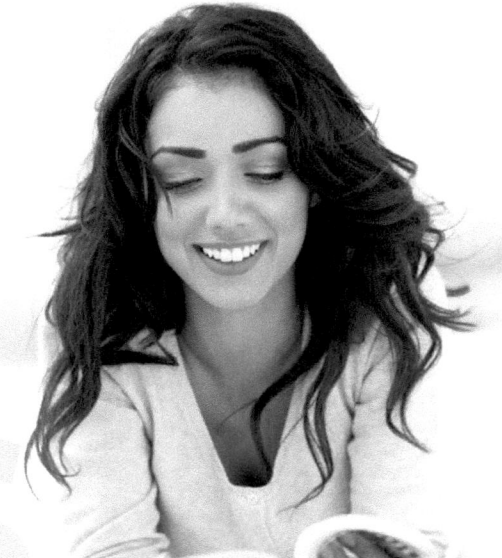

Oui, je veux morebooks!

I want morebooks!

Buy your books fast and straightforward online - at one of the world's fastest growing online book stores! Environmentally sound due to Print-on-Demand technologies.

Buy your books online at

www.get-morebooks.com

Achetez vos livres en ligne, vite et bien, sur l'une des librairies en ligne les plus performantes au monde!
En protégeant nos ressources et notre environnement grâce à l'impression à la demande.

La librairie en ligne pour acheter plus vite

www.morebooks.fr

OmniScriptum Marketing DEU GmbH
Heinrich-Böcking-Str. 6-8
D - 66121 Saarbrücken

Telefax: +49 681 93 81 567-9

info@omniscriptum.de
www.omniscriptum.de

Printed by Books on Demand GmbH, Norderstedt / Germany